Libro de autoayuda da de la obesidad infantil

José Roberto Gómez

Para tus niños

Nuestros hijos tendrían que estar educados con nuevos valores seriamos más felices

Aquí os dejamos 50 consejillos para mejora el mundo.

1. Reducir el consumo de plástico.

2. Recicla y reutiliza todo lo posible.

3. Utilice bombillas LED de bajo consumo.

4. Usa medios de transporte sostenibles, como bicicletas o transporte público.

5. Consume alimentos de temporada y de producción local.

6. Planta árboles y arbustos.

7. Usa productos de limpieza ecológicos.

8. Ahorra agua en la ducha, al lavar platos y al cuidar plantas.

Dietas

9. Compra productos con etiqueta ecológica.

10. Apaga los dispositivos electrónicos cuando no los uses.

11. Usa baterías recargables.

12. Compra productos duraderos y de calidad.

13. Usa papel reciclado o de origen sostenible.

14. Usa ropa de segunda mano o de marcas sostenibles.

15. Consumir menos carne y productos de origen animal.

16. Aprende a reparar objetos en lugar de tirarlos.

17. Utiliza energías renovables como la solar o la eólica.

18. Haz compost con los residuos orgánicos.

19. Compra productos con menos envases.

20. Usa panales reutilizables.

Para tus niños

21.	No utiliza productos químicos en el jardín.

22.	Usa productos de higiene personal ecológicos.

23.	Consumir agua de grifo en lugar de agua embotellada.

24.	Usa toallas de tela en lugar de papel para secarte las manos.

25.	Evite el uso de pesticidas.

26.	Apoya a empresas sostenibles y comprometidas con el medio ambiente.

27.	No compres productos con micro plásticos.

28.	Usa bolsas de tela para ir al supermercado.

29.	No neumáticos productos electrónicos a la basura.

30.	Usa energía solar para calentar el agua.

Dietas

31.	Sin neumáticos medicamentos a la basura.

32.	Usa productos de limpieza sin fosfatos.

33.	Haz tus propios productos de limpieza con ingredientes naturales. 34. No cansa comida a la basura.

35.	Usa productos para el cuidado de mascotas naturales.

36.	No neumáticos aceite usado por el fregadero.

37.	Consumir productos locales y de temporada.

38.	Aprende a reparar electrodomésticos en lugar de comprar nuevos.

39.	Usa aire acondicionado y calefacción de manera responsable.

40.	Haz donaciones a organizaciones ambientales.

Para tus niños

41. Usa pinturas sin COV.

42. Usa productos de higiene personal sin parabenos ni sulfatos.

43. Usa productos de limpieza para el hogar sin cloro.

44. Usa envases de vidrio en lugar de plástico.

45. Compra muebles de madera de origen sostenible.

46. Usa paneles solares en el hogar.

47. Haz una dieta vegana o vegetariana.

48. Usa pinturas ecológicas.

49. Usa productos de higiene personal sin fragancias.

50. Usa productos de limpieza para el hogar sin amoníaco.

Espero que estos consejos te sean de ayuda para contribuir a un planeta más saludable y sostenible.

Queremos valora 50 cosas la humanidad acho bien.

1. Invención de la agricultura (alrededor del 8000 aC)

2. Invención de la rueda (alrededor del 3500 aC)

3. Invención de la escritura (alrededor del 3500 aC)

4. Invención de la metalurgia (alrededor del 3000 aC)

5. Invención de la moneda (alrededor del 600 aC)

6. Invención de la imprenta (1440)

7. Descubrimiento de la electricidad (siglo XVIII)

8. Invención del motor de vapor (1765)

Dietas

19.   Invención del frigorífico (1913)

20.   Descubrimiento de la penicilina (1928)

21.   Invención de la televisión (1927)

22.   Descubrimiento de la energía nuclear (1939)

23.   Invención de la computadora (1940)

24.   Invención de la máquina de escribir eléctrica (1941)

25.   Invención de la bomba atómica (1945)

26.   Invención del transistor (1947)

27.   La invención del láser (1960)

28.   Llegada del hombre a la Luna

Índice

Dietas

5. "Rompiendo el ciclo: Cómo prevenir la obesidad infantil en familias con antecedentes de sobrepeso"

6. "Más allá de la dieta: Un enfoque integral para tratar la obesidad infantil"

7. "El poder del ejemplo: Cómo los padres pueden liderar con el ejemplo para prevenir la obesidad infantil"

8. "Mantén a tus hijos activos: Actividades divertidas para ayudar a prevenir la obesidad infantil"

9. "La batalla de la obesidad infantil: Cómo ayudar a tu hijo a superar la lucha"

10. "Comida no es amor: Enseña a tus hijos a comer para nutrir su cuerpo y no solo para satisfacer sus emociones".

Para tus niños

1. "Venciendo la obesidad infantil: Cómo ayudar a tu hijo a tener una vida más saludable"

2. "Cambia la vida de tu hijo: Un programa paso a paso para combatir la obesidad infantil"

3. "El poder de la educación alimentaria: Cómo enseñar a tus hijos a hacer elecciones saludables"

4. "Las trampas del marketing de alimentos: Cómo proteger a tu hijo de las influencias negativas"

Dietas

5. "La nutrición emocional: Cómo ayudar a tu hijo a superar la comida emocional y la obesidad infantil"

6. "Obesidad infantil: El papel de la familia en la prevención y el tratamiento"

7. "No más culpas: Cómo los padres pueden ayudar a sus hijos a superar la obesidad sin sentirse culpables"

8. "Dejar atrás la obesidad infantil: Cómo cambiar la mentalidad para un futuro saludable"

9. "Conoce las etiquetas de los alimentos: Cómo elegir opciones saludables para tu hijo"

10. "Un camino hacia la salud: Una guía de bienestar para familias con hijos con obesidad infantil".

La obesidad infantil

La obesidad infantil es uno de los problemas de salud más graves que enfrenta nuestra sociedad hoy en día. En todo el mundo, millones de niños y adolescentes padecerán esta enfermedad que puede causar problemas físicos, psicológicos y sociales a largo plazo. A medida que la tecnología y la globalización se expanden, las trampas del marketing de alimentos se vuelven más intrincadas y difíciles de evitar. Los niños y jóvenes están expuestos constantemente a publicidad que promueve alimentos poco saludables y, por lo tanto, se vuelven más probables a elegir alimentos procesados y ricos en calorías en lugar de opciones saludables.

En este libro, "Las trampas del marketing de alimentos", exploraremos cómo las empresas de alimentos utilizan diversas estrategias publicitarias para engañar a los consumidores y cómo esto afecta la salud de nuestros niños. También abordaremos la importancia de educar a los niños y

adolescentes para que sean conscientes de estas trampas y puedan tomar decisiones alimentarias saludables. Este libro está dirigido a padres, tutores y cualquier persona interesada en ayudar a los niños a desarrollar hábitos alimentarios saludables.

En el primer capítulo, se discutirá la situación actual de la obesidad infantil en todo el mundo y cómo el marketing de alimentos contribuye a este problema. A través de ejemplos y estadísticas, se demostrará cómo la publicidad de alimentos procesados y poco saludables influye en las elecciones alimentarias de los niños y cómo esto se traduce en un aumento de la obesidad infantil.

En los siguientes capítulos, profundizaremos en los diferentes aspectos del marketing de alimentos. Analizaremos cómo las empresas utilizan la publicidad para crear la imagen de alimentos saludables y cómo esto puede ser engañoso para los consumidores. También abordaremos la ciencia detrás de

Para tus niños

los alimentos procesados y cómo estos
productos pueden ser adictivos.

*En los capítulos posteriores, se utilizarán
diversas estrategias para evitar las
trampas del marketing de alimentos en el
supermercado y en los restaurantes.
También hablaremos sobre la importancia
de leer las etiquetas de los alimentos y
cómo esto puede ayudar a hacer
elecciones saludables.*

*En este libro, no solo nos enfocaremos en
el problema, sino que también
ofreceremos soluciones prácticas y
consejos útiles para ayudar a los padres y
tutores a educar a los niños sobre la
publicidad de alimentos ya fomentar
hábitos alimentarios saludables.*

*En resumen, "Las trampas del marketing
de alimentos" es un libro destinado a crear
conciencia sobre el problema de la
obesidad infantil y cómo el marketing de
alimentos contribuye a este problema.
Este libro proporcionará información útil y
práctica para ayudar a los padres, tutores
y cualquier persona interesada en ayudar
a los niños a tomar decisiones alimentarias
saludables.*

El papel de la publicidad

La publicidad es una de las principales herramientas utilizadas por las empresas de alimentos para promocionar sus productos. A través de diversos medios, como la televisión, la radio, los periódicos y las redes sociales, las empresas de alimentos publicitan sus productos y crean una imagen positiva en la mente de los consumidores.

El papel de la publicidad en la alimentación ha sido objeto de muchos debates y controversias. Por un lado, se argumenta que la publicidad puede ser una herramienta valiosa para educar a los consumidores sobre las opciones alimentarias saludables y promover hábitos alimentarios saludables. Por otro lado, hay quienes sostienen que la publicidad de alimentos procesados y poco saludables contribuyen a la obesidad infantil y otros problemas de salud.

Para tus niños

En el caso de la publicidad de alimentos poco saludables, la preocupación es que los niños y adolescentes son particularmente vulnerables a las estrategias publicitarias y pueden ser influenciados por imágenes atractivas y mensajes engañosos. Las empresas de alimentos utilizan estrategias publicitarias para crear una imagen positiva de sus productos y fomentar la lealtad de los consumidores, a menudo presentando sus productos como saludables y nutritivos.

Una de las estrategias publicitarias más comunes utilizadas por las empresas de alimentos es la utilización de personajes animados y celebridades para promocionar sus productos. Los niños son especialmente susceptibles a este tipo de publicidad y pueden ser influenciados a elegir productos que contienen altas cantidades de azúcar, sal y grasas saturadas.

La publicidad también puede ser engañosa en términos de la información que se presenta sobre los productos alimentarios. Por ejemplo, las empresas de alimentos pueden presentar productos como "bajos en grasas" o "sin azúcar añadido", pero estos productos pueden seguir siendo poco saludables debido a otros ingredientes no saludables. Además, la publicidad puede presentar porciones excesivas o poco realistas, lo que puede llevar a los consumidores a consumir más de lo necesario.

En conclusión, el papel de la publicidad en la alimentación es complejo y tiene el potencial tanto de educar como de influir negativamente en los consumidores, especialmente los niños y adolescentes. Es importante que los consumidores estén conscientes de las estrategias publicitarias utilizadas por las empresas de alimentos y que estén informados sobre la composición de los productos alimentarios para tomar decisiones alimentarias saludables. Las regulaciones más estrictas sobre la publicidad de alimentos poco saludables también pueden ser necesarias para proteger la salud de los consumidores, especialmente de los niños.

Los alimentos procesados

Los alimentos procesados son aquellos que han sido sometidos a algún tipo de proceso industrial, como la cocción, el enlatado, el congelado o el deshidratado. Estos procesos tienen como objetivo mejorar la vida útil, la textura, el sabor y la apariencia de los alimentos.

Sin embargo, muchos alimentos procesados contienen aditivos y conservantes que pueden tener efectos negativos en la salud. Algunos aditivos pueden ser tóxicos o carcinogénicos, mientras que otros pueden causar reacciones alérgicas o desencadenar síntomas de hiperactividad en los niños.

La ciencia detrás de los alimentos procesados es compleja y abarca una amplia gama de disciplinas, desde la química y la bioquímica hasta la ingeniería de alimentos y la nutrición. Los procesos de procesamiento de alimentos pueden alterar la composición nutricional y la biodisponibilidad de los nutrientes, lo que puede tener efectos negativos en la salud.

Por ejemplo, los alimentos procesados suelen tener un alto contenido de grasas saturadas, sodio y azúcares añadidos, que pueden aumentar el riesgo de enfermedades crónicas como la obesidad, la diabetes y la enfermedad cardiovascular. Además, algunos aditivos utilizados en la producción de alimentos procesados pueden ser perjudiciales para la salud.

Sin embargo, no todos los alimentos procesados son, no obstante, poco saludables. Algunos alimentos procesados, como los productos lácteos y los cereales integrales, pueden ser una fuente valiosa de nutrientes y fibra. Además, la tecnología de procesamiento de alimentos también puede mejorar la seguridad alimentaria y reducir el desperdicio de alimentos.

Por tanto, es importante que los consumidores comprendan la ciencia detrás de los alimentos procesados y aprendan a leer las etiquetas de los alimentos para tomar decisiones

Para tus niños

alimentarias saludables. Es recomendable elegir alimentos con ingredientes simples y naturales, evitar alimentos azucarados con aditivos y conservantes artificiales y

limitar el consumo de alimentos procesados con alto contenido de grasas, sodio y sodio añadidos.

En resumen, la ciencia detrás de los alimentos procesados es compleja y puede tener efectos negativos en la salud si se consume en exceso. Sin embargo, no todos los alimentos procesados son no obstante poco saludables y algunos pueden ser una fuente valiosa de nutrientes y fibra. Los consumidores deben estar informados sobre los ingredientes y los procesos de producción de los alimentos que consumen para tomar decisiones alimentarias saludables.

La importancia de leer las etiquetas de los alimentos

La importancia de leer las etiquetas de los alimentos no puede ser exagerada. Las etiquetas de los alimentos proporcionan información vital sobre el contenido nutricional de los alimentos que consumimos, lo que nos permite tomar decisiones informadas sobre nuestra dieta y salud en general.

Las etiquetas de los alimentos contienen información sobre los ingredientes, el tamaño de las porciones, el contenido nutricional, el contenido de calorías y los porcentajes diarios recomendados de nutrientes esenciales. Al leer las etiquetas de los alimentos, los consumidores pueden evaluar la calidad de los alimentos que están comprando y determinar si un producto es adecuado para sus necesidades dietéticas.

Además, las etiquetas de los alimentos pueden ayudar a los consumidores a evitar ingredientes que puedan ser dañinos para la salud. Muchos alimentos procesados contienen aditivos y conservantes artificiales, que pueden tener efectos negativos en la salud si se consumen en grandes cantidades. Al leer las etiquetas de los alimentos, los consumidores pueden identificar estos

Para tus niños

ingredientes y tomar decisiones más saludables.

Otra ventaja de leer las etiquetas de los alimentos es que puede ayudar a los consumidores a controlar su ingesta de calorías y mantener un peso saludable. Al conocer el tamaño de las porciones y el contenido calórico de los alimentos que consumen, los consumidores pueden hacer elecciones conscientes sobre la cantidad de alimentos que consumen y evitar comer en exceso.

Es importante destacar que las etiquetas de los alimentos no siempre son fáciles de entender, ya que la información puede presentarse en forma de porcentajes diarios, números absolutos o medidas de tamaño de porción. Por lo tanto, es importante que los consumidores aprendan a leer y comprender las etiquetas de los alimentos, para tomar decisiones informadas sobre su dieta.

En conclusión, leer las etiquetas de los alimentos es una habilidad vital que todos los consumidores deben desarrollar.

Dietas

Las etiquetas de los alimentos proporcionan información esencial sobre el contenido nutricional de los alimentos, lo que nos permite tomar decisiones informadas sobre nuestra dieta y salud en general.

Al leer las etiquetas de los alimentos, los consumidores pueden evaluar la calidad de los alimentos que están comprando, evitar ingredientes dañinos para la salud y controlar su ingesta de calorías.

Los peligros de la comida rápida:

La comida rápida es una opción conveniente para muchas personas en la sociedad actual, pero también puede tener graves consecuencias para la salud. Los peligros de la comida rápida son muchos, y van desde la obesidad hasta enfermedades cardiacas y diabetes.

La comida rápida es rica en grasas saturadas, azúcares y sodio. Estos ingredientes pueden aumentar los niveles de colesterol en la sangre y aumentar el riesgo de enfermedades cardíacas. Además, la comida rápida a menudo

Para tus niños

contiene aditivos y conservantes artificiales, que pueden ser perjudiciales para la salud si se consumen en grandes cantidades.

Otro peligro de la comida rápida es que puede llevar a un aumento de peso no saludable.

Muchos de los alimentos de la comida rápida son altos en calorías y bajos en nutrientes, lo que significa que tienen pocas vitaminas y minerales esenciales para el cuerpo.

Esto puede llevar a una falta de energía y una sensación constante de hambre, lo que a su vez puede llevar a comer en exceso y un aumento de peso no saludable.

Además, la comida rápida a menudo se asocia con un estilo de vida sedentario. Las personas que consumen comida periódica rápida también tienden a tener un estilo de vida sedentario y pueden ser menos propulsivos a hacer ejercicio periódico.

Dietas

Esto puede aumentar el riesgo de obesidad, enfermedades cardíacas y otros problemas de salud relacionados con la falta de actividad física.

En conclusión, los peligros de la comida rápida son muchos y variados.

Desde la obesidad hasta enfermedades cardiacas y diabetes, la comida rápida puede tener graves consecuencias para la salud. Es importante que las personas tomen decisiones informadas sobre su dieta y eviten la comida rápida tanto como sea posible.

En su lugar, deben buscar opciones más saludables y nutritivas para mantener su cuerpo sano y fuerte.

Las estrategias de marketing

Las estrategias de marketing engañosas son comunes en la industria alimentaria y pueden tener graves consecuencias para la salud pública. Los fabricantes de alimentos a menudo utilizan técnicas publicitarias engañosas para hacer que sus productos parezcan más saludables o más atractivos de lo que realmente son.

Una estrategia común es el uso de etiquetas confusas o engañosas. Por ejemplo, algunos productos pueden ser etiquetados como "bajos en grasas" o "sin grasas trans", pero aún pueden contener grandes cantidades de grasas saturadas y calorías. Los fabricantes también pueden utilizar términos vagos o engañosos como "natural" o "sin conservantes", que no están regulados y pueden ser utilizados para cualquier cosa.

Otra estrategia es el uso de imágenes engañosas o que hacen ilustraciones que los alimentos parecen más saludables de lo que son. Por ejemplo, una imagen de una fruta fresca en una caja de cereales puede dar la impresión de que el producto es saludable, aunque en realidad puede estar cargado de azúcares y calorías.

Las estrategias de marketing engañosas también pueden incluir el uso de celebridades o deportistas famosos para promocionar productos poco saludables. Estas personas pueden tener una gran influencia en la percepción pública de los productos alimenticios y pueden hacer que los consumidores creen que son más saludables o beneficios de lo que realmente son.

En conclusión, las estrategias de marketing engañosas son una preocupación importante en la industria alimentaria. Los consumidores deben ser críticos con la información que reciben y estar atentos a las etiquetas y publicidad engañosas. Es importante que los reguladores de alimentos tomen medidas para garantizar que los fabricantes de alimentos sean honestos y transparentes en su publicidad y que los consumidores tengan acceso a información precisa y útil

Para tus niños

para tomar decisiones informadas sobre su dieta y salud.

Cómo evitar las trampas del marketing de alimentos en el supermercado:

El supermercado es un lugar donde las trampas del marketing de alimentos pueden ser particularmente efectivas. Los fabricantes de alimentos utilizan técnicas publicitarias para hacer que sus productos parezcan más saludables, más atractivos y más accesibles para los consumidores. Sin embargo, con algunos consejos simples, es posible evitar estas trampas y tomar decisiones de compra más informadas.

En primer lugar, es importante ser crítico con las etiquetas de los productos alimenticios. Los términos como "natural" o "sin conservantes" pueden ser engañosos, por lo que es importante leer detenidamente las etiquetas para entender exactamente lo que contiene el producto. Además, es importante prestar atención a la lista de ingredientes, que aparece en orden de cantidad, lo que significa que los ingredientes más importantes aparecen primero. Si el azúcar, la sal o las grasas aparecen al principio de la lista, es probable que el producto sea poco saludable.

En segundo lugar, los consumidores deben tener cuidado con los productos "bajos en grasas" o "bajos en calorías", que pueden ser ricos en grasas y otros aditivos de azúcar para compensar la reducción en grasas o calorías. Es importante revisar la información nutricional en la etiqueta y asegurarse de que el producto sea saludable en general, no solo en un aspecto específico.

Además, es importante evitar los productos que contienen ingredientes poco saludables como jarabe de maíz de alta fructosa, grasas hidrogenadas y colorantes artificiales. Estos ingredientes pueden ser perjudiciales para la salud a largo plazo.

Otro consejo es evitar comprar alimentos en la sección central del supermercado, que generalmente contiene alimentos altamente procesados y poco saludables. En su lugar, los consumidores deben enfocarse en la sección de frutas y verduras frescas, proteínas magras,

Para tus niños

*granos integrales y productos lácteos
bajos en grasas.*

*En conclusión, las trampas del marketing
de alimentos en el supermercado pueden
ser evitadas con algunos consejos simples.*

*Los consumidores deben ser críticos con
las etiquetas de los productos
alimenticios, revisar la información
nutricional y evitar los productos
altamente procesados y con ingredientes
poco saludables. Al tomar decisiones de
compra informadas, los consumidores
pueden mantener una dieta saludable y
mejorar su salud a largo plazo.*

*Cómo evitar las trampas del marketing de
alimentos en los restaurantes.*

*Comer fuera de casa es una actividad
común en la sociedad actual, pero los
restaurantes pueden ser un lugar donde
caer en las trampas del marketing de
alimentos puede ser fácil. Los menús
atractivos y las promociones tentadoras
pueden llevar a los comensales a elegir
opciones poco saludables y calóricas. Sin
embargo, existen estrategias para evitar
las trampas del marketing de alimentos en*

los restaurantes y tomar decisiones más informadas.

En primer lugar, es importante investigar el restaurante antes de ir. La mayoría de los restaurantes tienen sitios web con información detallada sobre sus menús y opciones de comida. Al revisar esta información de antemano, los comensales pueden decidir qué opciones son más saludables y configuradas a sus necesidades nutricionales.

Otro consejo es evitar los aperitivos y postres, que a menudo son ricos en grasas, azúcares y calorías. En su lugar, los comensales pueden pedir una ensalada o una sopa como entrada, que son opciones más saludables y llenadoras. También es importante prestar atención a las porciones de comida, ya que los restaurantes a menudo sirven porciones demasiado grandes. Pedir una porción más pequeña o dividir una comida con un amigo puede ayudar a controlar la ingesta de calorías.

Es importante también tener en cuenta que los menús de los restaurantes a menudo presentan ciertos términos que pueden ser engañosos. Los términos como "ligero" o "bajo en grasas" pueden ser una señal de alerta de que el producto puede estar cargado de azúcares o edulcorantes artificiales. Además, es importante prestar atención a los ingredientes y evitar aquellos que son ricos en grasas saturadas y trans.

Por último, los comensales deben ser conscientes de sus elecciones de bebidas. Las bebidas azucaradas como los refrescos o las bebidas energéticas son ricas en calorías y azúcares, por lo que es mejor optar por agua o té sin azúcar.

En resumen, evitar las trampas del marketing de alimentos en los restaurantes es posible siguiendo algunos consejos simples. Los comensales pueden investigar el restaurante antes de ir, evitar los aperitivos y postres, prestar atención a las porciones, ser críticos con los términos utilizados en el menú y elegir bebidas saludables. Al tomar decisiones de comida más informadas, los comensales pueden disfrutar de una experiencia gastronómica satisfactoria sin dañar su salud.

La batalla de la obesidad infantil

La obesidad infantil es un problema de salud mundial que ha alcanzado niveles alarmantes en los últimos años. Se estima que más de 340 millones de niños y adolescentes tienen sobrepeso u obesidad en todo el mundo, lo que puede aumentar

Para tus niños

el riesgo de enfermedades crónicas como la diabetes, enfermedades cardíacas y ciertos tipos de cáncer.

La batalla contra la obesidad infantil es una tarea difícil pero necesaria. Los esfuerzos deben enfocarse en educar a los padres y cuidadores sobre la importancia de la nutrición saludable y el ejercicio físico para sus hijos, así como promover políticas públicas que fomenten entornos alimentarios y físicos saludables para los niños. Los padres y cuidadores tienen un papel fundamental en la prevención y el tratamiento de la obesidad infantil. Es importante que los niños tengan acceso a una dieta equilibrada y variada, que incluya frutas y verduras, proteínas magras y carbohidratos complejos, y que se reduzca el consumo de alimentos procesados y bebidas azucaradas. Además, los niños deben ser animados a participar en actividades físicas regulares para mantener un estilo de vida activo.

Por otro lado, los gobiernos y los líderes de la industria alimentaria tienen una responsabilidad en la lucha contra la obesidad infantil. Las políticas públicas deben promover la disponibilidad de alimentos saludables y asequibles, así como limitar la publicidad y promoción de alimentos poco saludables dirigidos a los niños. También se deben mejorar las opciones de alimentos en las escuelas y los programas de nutrición, para asegurarse de que los niños tengan acceso a opciones saludables. La batalla de la obesidad infantil es un problema que requiere un enfoque integral y un esfuerzo conjunto de la sociedad en su conjunto. Desde los padres hasta los líderes empresariales y gubernamentales, cada uno debe hacer su parte para asegurarse de que los niños tengan acceso a opciones saludables y estén en el camino a una vida más saludable.

Dietas equilibradas

Una dieta basada en vegetales y frutas frescas, con una cantidad moderada de proteínas magras y grasas saludables.

Lunes

Desayuno: Batido de espinacas, plátano, leche de almendras y mantequilla de maní.

Almuerzo: Ensalada de lentejas con zanahorias, tomates Cherry, pepino y vinagreta de limón y mostaza.

Cena: Ensalada de quinoa con aguacate, tomate, cebolla roja y aderezo de aceite de oliva y limón.

Martes

Desayuno: Avena con frutas frescas, nueces y leche de almendras.

Almuerzo: W raps de lechuga con hummus, aguacate, zanahoria rallada y pollo a la parrilla.

Cena: Salteado de tofu con brócoli, champiñones, zanahoria y salsa de soja.

Dietas

Miércoles

Desayuno: Yogur griego con frutas frescas, granola y miel.

Almuerzo: Ensalada de garbanzos con pepino, tomate, cebolla roja y aderezo de yogur.

Cena: Fajitas vegetarianas con pimientos, cebolla, champiñones, frijoles y guacamole.

Jueves

Desayuno: Tostadas de pan integral con aguacate, tomate y huevo pochado.

Almuerzo: Ensalada de espinacas con fresas, queso de cabra, almendras y vinagreta de balsámico.

Cena: Salmón a la parrilla con espárragos y batatas asadas.

Para tus niños

Viernes

Desayuno: Batido de frutas con bayas, plátano, espinacas y leche de coco.

Almuerzo: Tostadas de aguacate con frijoles negros, pico de gallo y queso fresco.

Cena: Hamburguesas vegetarianas con ensalada de col y patatas fritas al horno.

Sábado

Desayuno: Tortitas de plátano con mantequilla de maní y miel.

Almuerzo: Ensalada de quinoa con tomate, pepino, aguacate y aderezo de cilantro y limón.

Cena: Chili vegetariano con arroz integral y aguacate.

Dietas

Domingo

Desayuno: Huevos revueltos con espinacas y tomate, y tostadas de pan integral.

Almuerzo: Ensalada de pollo a la parrilla con lechuga, tomate, cebolla roja y aderezo de mostaza y miel.

Cena: Curry de verduras con arroz basmati y nana integral.

Para tus niños

Una dieta baja en grasas saturadas y grasas trans, y alta en grasas saludables como el omega-3.

Lunes

Desayuno: Tostadas de pan integral con aguacate y huevo pochado.

Almuerzo: Ensalada de salmón ahumado con espinacas, arándanos y vinagreta de limón.

Cena: Pechuga de pollo a la parrilla con espárragos y patatas asadas.

Martes

Desayuno: Batido de frutas con plátano, fresas, leche de almendras y semillas de chía.

Almuerzo: Ensalada de atún con lechuga, tomate y aderezo de aceite de oliva y vinagre balsámico.

Cena: Salmón a la parrilla con brócoli al vapor y arroz integral.

Miércoles

Desayuno: Yogur griego con frutas frescas, granola y miel.

Almuerzo: Ensalada de pollo a la parrilla con lechuga, tomate, pepino y aderezo de mostaza y miel.

Cena: Filete de merluza al horno con zanahorias asadas y quinoa.

Jueves

Desayuno: Tostadas de pan integral con aguacate y salmón ahumado.

Almuerzo: Ensalada de garbanzos con pepino, tomate, cebolla roja y aderezo de yogur.

Cena: Brochetas de camarones con ensalada de col y patatas fritas al horno.

Viernes

Desayuno: Batido de frutas con plátano, arándanos, leche de almendras y mantequilla de almendras.

Para tus niños

Almuerzo: Ensalada de pollo a la parrilla con lechuga, aguacate, tomate y aderezo de cilantro y limón.

Cena: Filete de salmón al horno con espárragos y patatas asadas.

Sábado:

Desayuno: Huevos revueltos con espinacas y tomate, y tostadas de pan integral.

Almuerzo: Sándwich de atún con lechuga, tomate y mayonesa baja en grasas.

Cena: Pechuga de pollo a la parrilla con ensalada de espinacas, fresas y vinagreta de balsámico.

Domingo:

Desayuno: Avena con frutas frescas, nueces y leche de almendras.

Almuerzo: Ensalada de salmón ahumado con lechuga, tomate y aderezo de yogur.

Cena: Pechuga de pollo a la parrilla con brócoli al vapor y arroz integral.

Una dieta que incluya granos enteros y cereales integrales, en lugar de alimentos refinados y procesados.

Lunes

Desayuno: Avena con frutas frescas, nueces y leche de almendras.

Almuerzo: Ensalada de quinoa con tomate, pepino, cebolla roja y aderezo de limón y aceite de oliva.

Cena: Arroz integral con salmón a la parrilla y espárragos al vapor.

Martes

Desayuno: Tostadas de pan integral con aguacate y huevo pochado.

Almuerzo: Ensalada de garbanzos con espinacas, tomate y aderezo de mostaza y miel.

Cena: Pechuga de pollo a la parrilla con quinoa y brócoli al vapor.

Para tus niños

Miércoles

Desayuno: Batido de frutas con plátano, fresas, leche de almendras y semillas de chía.

Almuerzo: Sándwich de pan integral con hummus, aguacate, pepino y tomate.

Cena: Filete de merluza al horno con arroz integral y ensalada de col y zanahoria.

Jueves

Desayuno: Tostadas de pan integral con mantequilla de maní y plátano.

Almuerzo: Ensalada de arroz integral con tomate, cebolla roja, pimiento rojo y aderezo de yogur y limón.

Cena: Ensalada de pollo a la parrilla con lechuga, tomate, aguacate y aderezo de vinagreta de balsámico.

Viernes

Desayuno: Yogur griego con frutas frescas, granola y miel.

Almuerzo: Sopa de lentejas con pan integral tostado.

Dietas

Cena: Pechuga de pollo a la parrilla con quinoa, espárragos y aderezo de mostaza y miel.

Sábado

Desayuno: Huevos revueltos con espinacas y tomate, y tostadas de pan integral.

Almuerzo: Ensalada de pollo a la parrilla con lechuga, tomate, pepino y aderezo de cilantro y limón.

Cena: Filete de salmón al horno con arroz integral y ensalada de espinacas, tomate y aderezo de vinagreta de limón.

Domingo

Desayuno: Avena con frutas frescas, nueces y leche de almendras.

Almuerzo: Sándwich de pavo con pan integral, aguacate, lechuga y tomate.

Cena: Pechuga de pollo a la parrilla con arroz integral y ensalada de quinoa con tomate, pepino y aderezo de limón y aceite de oliva.

Para tus niños

Una dieta que incluya una variedad de proteínas, como carne magra, pescado, pollo, frijoles y nueces.

Lunes

Desayuno: Huevos revueltos con espinacas y tomates Cherry, acompañados de pan integral tostado y una taza de té verde.

Almuerzo: Ensalada de atún con lechuga, tomate, pepino, aceitunas y aderezo de vinagreta de limón.

Cena: Pechuga de pollo a la parrilla con brócoli al vapor y arroz integral.

Martes

Desayuno: Batido de proteína de vainilla con plátano y leche de almendras.

Almuerzo: Sándwich de pavo con pan integral, aguacate, lechuga y tomate.

Cena: Salmón al horno con espárragos y puré de patatas.

Miércoles

Desayuno: Tostadas de pan integral con aguacate y huevo pochado.

Almuerzo: Ensalada de garbanzos con espinacas, tomate y aderezo de mostaza y miel.

Cena: Chili con carne de res magra, frijoles, pimientos y tomates.

Jueves

Desayuno: Tazón de acay con plátano, fresas, granola y miel.

Almuerzo: Ensalada de pollo a la parrilla con lechuga, tomate, pepino y aderezo de cilantro y limón.

Cena: Tacos de pescado a la parrilla con col rallada, salsa de aguacate y arroz integra.

Viernes

Desayuno: Batido de proteína de chocolate con mantequilla de maní, plátano y leche de almendras.

Para tus niños

Almuerzo: Sopa de lentejas con pan integral tostado.

Cena: Filete de ternera magra a la parrilla con ensalada de espinacas, tomate y aderezo de vinagreta balsámica.

Sábado

Desayuno: Huevos benedictinos con jamón magro, espinacas y salsa holandesa baja en grasas.

Almuerzo: Ensalada de quinoa con tomate, pepino, cebolla roja y aderezo de limón y aceite de oliva.

Cena: Brochetas de pollo a la parrilla con verduras mixtas y arroz integral.

Domingo

Desayuno: Tortitas de avena y plátano con nueces y sirope de arce.

Almuerzo: Ensalada de frijoles con aguacate, tomate, cebolla roja y aderezo de yogur y limón.

Cena: Filete de salmón al horno con quinoa y ensalada de col y zanahoria.

Dietas

Una dieta con una cantidad adecuada de fibra, que se encuentra en los alimentos como verduras, frutas, frijoles y granos enteros.

Lunes

Desayuno: Batido de frutas y yogur griego con fresas, plátano, yogur griego, leche de almendras y avena.

Almuerzo: Ensalada de garbanzos con espinacas, tomate, cebolla roja, pepino y aderezo de mostaza y miel.

Cena: Pollo a la parrilla con calabacín y quinoa.

Martes

Desayuno: Tostada de aguacate con huevo pochado y tomates Cherry.

Almuerzo: Sopa de verduras con lentejas y pan integral tostado.

Cena: Salmón a la parrilla con espárragos y arroz integral.

Miércoles

Desayuno: Tazón de acay con granola, plátano y miel.

Almuerzo: Ensalada de quinoa con aguacate, tomate, pepino y aderezo de limón y aceite de oliva.

Cena: Tacos de frijoles con col rallada, salsa de aguacate y arroz integral.

Jueves

Desayuno: Huevos revueltos con espinacas, tomate y pan integral tostado.

Almuerzo: Ensalada de pollo a la parrilla con lechuga, tomate, pepino y aderezo de yogur y hierbas.

Cena: Curry de verduras con arroz integral.

Viernes

Desayuno: Batido de proteína de vainilla con plátano y leche de almendras.

Dietas

Almuerzo: Ensalada de atún con lechuga, tomate, pepino, aceitunas y aderezo de vinagreta de limón.

Cena: Pollo al horno con brócoli y puré de patatas.

Sábado

Desayuno: Tostadas de pan integral con aguacate, tomate y huevo pochado.

Almuerzo: Ensalada de garbanzos con espinacas, tomate, cebolla roja, pepino y aderezo de yogur y limón.

Cena: Pescado a la parrilla con ensalada de espinacas, tomate y aderezo de vinagreta balsámica.

Domingo

Desayuno: Tortitas de avena y plátano con nueces y sirope de arce.

Almuerzo: Sopa de frijoles negros con tomate, cebolla y cilantro.

Cena: Filete de ternera magra a la parrilla con verduras mixtas y arroz integral.

Una dieta que limite el consumo de alimentos azucarados y bebidas azucaradas.

Lunes

Desayuno: Tazón de yogur griego con frutas frescas y granola sin azúcar.

Almuerzo: Sándwich de pollo a la parrilla con lechuga, tomate y mostaza.

Cena: Ensalada de salmón con espinacas, aguacate, tomate Cherry y vinagreta de limón.

Martes

Desayuno: Batido de proteína de vainilla con plátano y leche de almendras sin azúcar.

Almuerzo: Ensalada de quinoa con aguacate, tomate Cherry, pepino y aderezo de limón y aceite de oliva.

Cena: Pollo al horno con brócoli y arroz integral.

Miércoles

Dietas

Desayuno: Huevos revueltos con espinacas, tomate y pan integral tostado.

Almuerzo: Ensalada de atún con lechuga, tomate, pepino, aceitunas y aderezo de vinagreta de limón.

Cena: Sopa de verduras con lentejas y pan integral tostado.

Jueves

Desayuno: Tostada de aguacate con huevo pochado y tomates Cherry.

Almuerzo: Ensalada de garbanzos con espinacas, tomate, cebolla roja, pepino y aderezo de yogur y hierbas.

Cena: Pescado a la parrilla con ensalada de espinacas, tomate y aderezo de vinagreta balsámica.

Viernes

Desayuno: Tazón de acay con frutas frescas y granola sin azúcar.

Almuerzo: Sándwich de pavo con lechuga, tomate y mostaza.

Para tus niños

Sábado

Desayuno: Tortitas de avena y plátano con nueces y sirope de arce sin azúcar.

Almuerzo: Ensalada de pollo a la parrilla con lechuga, tomate, pepino y aderezo de yogur y limón.

Cena: Tacos de pescado con col rallada, salsa de aguacate y arroz integral.

Domingo

Desayuno: Batido de frutas y yogur griego con fresas, plátano, yogur griego, leche de almendras sin azúcar y avena.

Almuerzo: Ensalada de salmón con espinacas, aguacate, tomate Cherry y vinagreta de limón.

Cena: Pollo a la parrilla con espárragos y puré de patatas.

Una dieta que incluya lácteos bajos en grasa o sin grasa, como leche, yogur y queso.

Lunes

Desayuno: Tazón de yogur griego sin grasa con frutas frescas y nueces.

Almuerzo: Sándwich de pavo con lechuga, tomate y queso sin grasa en pan integral.

Cena: Pollo al horno con ensalada de espinacas, tomate Cherry y vinagreta de limón, acompañado de una taza de leche descremada.

Martes

Desayuno: Tostada de aguacate con huevo pochado y una taza de leche descremada.

Almuerzo: Ensalada de pollo con lechuga, tomate, pepino y aderezo de yogur sin grasa.

Para tus niños

Cena: Salmón a la parrilla con ensalada de espinacas, tomate y vinagreta de balsámico, acompañado de una taza de yogur griego sin grasa.

Miércoles

Desayuno: Batido de proteína de vainilla con plátano, leche descremada y mantequilla de almendras sin azúcar.

Almuerzo: Sándwich de atún con lechuga, tomate y queso sin grasa en pan integral.

Cena: Pollo a la parrilla con brócoli y arroz integral, acompañado de una taza de leche descremada.

Jueves

Desayuno: Tazón de cereales integrales con frutas frescas y leche descremada.

Almuerzo: Ensalada de garbanzos con espinacas, tomate, pepino y aderezo de yogur sin grasa.

Cena: Pescado al horno con espárragos y puré de patatas, acompañado de una taza de yogur griego sin grasa.

Viernes

Desayuno: Huevos revueltos con espinacas, tomate y queso sin grasa, acompañados de una taza de leche descremada.

Almuerzo: Sándwich de pollo a la parrilla con lechuga, tomate y queso sin grasa en pan integral.

Cena: Curry de verduras con arroz integral, acompañado de una taza de yogur griego sin grasa.

Sábado

Desayuno: Tazón de yogur griego sin grasa con frutas frescas y granola sin azúcar.

Almuerzo: Ensalada de salmón con espinacas, aguacate, tomate Cherry y

Para tus niños

vinagreta de limón, acompañada de una taza de leche descremada.

Cena: Tacos de pavo con col rallada, salsa de aguacate y arroz integral, acompañados de una taza de yogur griego sin grasa.

Domingo

Desayuno: Tostadas francesas integrales con fresas frescas y una taza de leche descremada.

Almuerzo: Ensalada de pollo con lechuga, tomate, pepino y aderezo de yogur sin grasa.

Cena: Carne asada con espárragos y puré de patatas, acompañado de una taza de yogur griego sin grasa.

Una dieta que incluya alimentos ricos en vitaminas y minerales, como verduras de hojas verdes, frutas cítricas y alimentos fortificados.

Lunes

Desayuno: Tazón de avena con plátano en rodajas, fresas y una cucharada de mantequilla de almendras.

Almuerzo: Ensalada de espinacas con pollo a la parrilla, tomates Cherry y aderezo de vinagreta balsámica.

Cena: Salmón al horno con espárragos asados y puré de patatas, acompañado de un vaso de leche fortificada con vitamina D.

Para tus niños

Martes

Desayuno: Tortilla de espinacas y queso feta, acompañada de una naranja y una rebanada de pan integral tostado.

Almuerzo: Ensalada de garbanzos con tomates Cherry, pepino y una vinagreta de limón y ajo.

Cena: Tacos vegetarianos con frijoles negros, aguacate, lechuga y una cucharada de salsa de tomate, acompañados de un vaso de leche fortificada con calcio.

Miércoles

Desayuno: Batido de plátano y espinacas con leche de almendras y semillas de chía.

Almuerzo: Ensalada de atún con lechuga romana, pepino y una vinagreta de mostaza y miel.

Dietas

Cena: Pollo al horno con brócoli al vapor y arroz integral, acompañado de un vaso de leche fortificada con vitamina D.

Jueves

Desayuno: Tostada de aguacate con huevo pochado y tomates Cherry, acompañada de una naranja.

Almuerzo: Ensalada de quinoa con tomates Cherry, pepino y una vinagreta de limón y orégano.

Cena: Salmón al horno con una ensalada de espinacas, fresas y nueces, acompañado de un vaso de leche fortificada con calcio.

Viernes

Desayuno: Tazón de yogur griego con plátano, fresas y granola sin azúcar.

Almuerzo: Sándwich de pavo con lechuga, tomate y mostaza de Dijon en pan integral, acompañado de una naranja.

Para tus niños

Cena: Carne asada con zanahorias asadas y puré de patatas, acompañado de un vaso de leche fortificada con vitamina D.

Sábado

Desayuno: Tostadas francesas integrales con fresas frescas y una taza de leche de almendras fortificada con calcio.

Almuerzo: Ensalada de pollo con lechuga romana, tomates Cherry y una vinagreta de limón y miel.

Cena: Pescado al horno con espárragos y arroz integral, acompañado de un vaso de leche fortificada con calcio.

Domingo

Desayuno: Tazón de acay con plátano, fresas y granola sin azúcar.

Almuerzo: Ensalada de garbanzos con tomates Cherry, pepino y una vinagreta de limón y orégano.

Cena: Tacos de pollo a la parrilla con lechuga, tomate y una cucharada de salsa de tome.

Dietas

Una dieta que incluya alimentos fermentados, como yogur y chucrut, que pueden ser beneficiosos para la salud intestinal.

lunes

Desayuno: Batido de frutas con yogur y avena

Almuerzo: Ensalada de pollo con col fermentada y aguacate

Cena: Salmón a la parrilla con arroz integral y kimchi

martes

Desayuno: Tazón de yogur con frutas y granola

Almuerzo: Sándwich de pan integral con queso fresco, pepino y chucrut

Cena: Tacos de pescado con repollo fermentado y guacamole.

miércoles

Para tus niños

Desayuno: Tostadas de pan integral con queso crema y salmón ahumado

Almuerzo: Ensalada de lentejas con col fermentada y aderezo de mostaza y miel

Cena: Pollo a la parrilla con ensalada de col fermentada y arroz integral

jueves

Desayuno: Tazón de avena con frutas y yogur

Almuerzo: Ensalada de garbanzos con chucrut y aderezo de limón y aceite de oliva

Cena: Salmón al horno con ensalada de col fermentada y puré de papas

Dietas

viernes

Desayuno: Batido de frutas con yogur y chía

Almuerzo: Sándwich de pan integral con aguacate, queso fresco y chucrut

Cena: Tacos vegetarianos con col fermentada y salsa de aguacate

sábado

Desayuno: Tostadas de pan integral con queso fresco y mermelada sin azúcar añadida

Almuerzo: Ensalada de pollo con col fermentada y aguacate

Cena: Filete de pescado a la parrilla con ensalada de col fermentada y arroz integral

domingo

Desayuno: Tazón de yogur con frutas y granola

Almuerzo: Ensalada de lentejas con chucrut y aderezo de mostaza y miel

Cena: Pollo al horno con ensalada de col fermentada y puré de papas.

Para tus niños

Una dieta que incluya una cantidad adecuada de proteína, para ayudar a mantener la masa muscular y reducir la grasa corporal.

lunes

Desayuno: Huevos revueltos con espinacas y tomate

Almuerzo: Ensalada de pollo con aguacate, tomate y queso fresco

Cena: Salmón a la parrilla con espárragos y quinoa

martes

Desayuno: Batido de proteína con frutas y almendras

Almuerzo: Ensalada de atún con lechuga, tomate y aceitunas

Cena: Pollo a la parrilla con brócoli y arroz integral.

Dietas

miércoles

Desayuno: Tazón de yogur con frutas y granola

Almuerzo: Sándwich de pavo con aguacate, queso fresco y espinacas

Cena: Filete de ternera a la parrilla con ensalada de tomate y champiñones

jueves

Desayuno: Tostadas de aguacate con huevo y tomate

Almuerzo: Ensalada de salmón con lechuga, pepino y aderezo de mostaza y miel

Cena: Fajitas de pollo con pimientos, cebolla y tortillas de maíz

viernes

Desayuno: Batido de proteína con frutas y espinacas

Almuerzo: Ensalada de pollo con queso fresco, tomate y aguacate

Para tus niños

Cena: Salmón al horno con ensalada de tomate y espinacas

sábado

Desayuno: Tostadas de aguacate con huevo y espinacas

Almuerzo: Ensalada de atún con lechuga, tomate y aceitunas

Cena: Pollo al curry con arroz integral y verduras

domingo

Desayuno: Tazón de yogur con frutas y granola

Almuerzo: Sándwich de pavo con aguacate, queso fresco y espinacas

Cena: Filete de ternera a la parrilla con ensalada de tomate y champiñones

Recuerda que esta es solo una sugerencia y que las necesidades nutricionales individuales pueden variar. Es importante consultar con un profesional de la salud antes de hacer cambios importantes en la dieta.

Conclusiones y consejos prácticos

En conclusión, las trampas del marketing de alimentos son una realidad que afecta nuestra salud y bienestar. La publicidad engañosa y las estrategias de marketing agresivas pueden llevarnos a consumir alimentos poco saludables, lo que aumenta el riesgo de obesidad y enfermedades crónicas. Sin embargo, podemos tomar medidas para evitar estas trampas y mejorar nuestra nutrición y salud.

En primer lugar, es importante educarnos sobre la ciencia detrás de los alimentos procesados y leer las etiquetas de los alimentos para conocer su contenido nutricional. Debemos tratar de elegir alimentos frescos y naturales siempre que sea posible, y limitar nuestro consumo de alimentos procesados y bebidas azucaradas.

También es importante estar atento a las estrategias de marketing engañosas, como

Para tus niños

las etiquetas engañosas y las declaraciones de salud falsas. Debemos

ser críticos y escépticos de las afirmaciones publicitarias, y buscar información confiable antes de tomar decisiones de compra.

En el supermercado, podemos evitar las trampas del marketing de alimentos leyendo las etiquetas de los alimentos, impidiendo los pasillos de alimentos procesados y no permitiendo que los niños sean influenciados por la publicidad. En los restaurantes podemos elegir opciones saludables y limitar nuestro consumo de alimentos poco saludables y bebidas azucaradas.

Es importante recordar que la lucha contra las trampas del marketing de alimentos es una responsabilidad compartida. Los gobiernos y los líderes empresariales también tienen un papel importante en la promoción de alimentos saludables y la limitación de la publicidad de alimentos poco saludables dirigida a los niños.

En resumen, podemos evitar las trampas del marketing de alimentos y mejorar nuestra salud y bienestar a través de la educación, la toma de decisiones conscientes y el apoyo de políticas públicas y empresariales saludables. Con nuestra salud y la de nuestros seres queridos.

me puedes crear una tabla semanal de comida saludable para ayudar a padres con niños obesos

Por supuesto, aquí te dejo una tabla semanal de comida saludable que puede ayudar a los padres con niños obesos a planificar sus comidas y meriendas:

Es importante recordar que esta tabla es sólo una guía y que cada familia debe ajustarla a sus necesidades y preferencias alimentarias. Se recomienda consultar con un profesional de la salud antes de realizar cambios significativos en la dieta de un niño obeso.

Para tus niños

el prólogo

Estimado lector,

Es un honor presentarles este libro sobre las trampas del marketing de alimentos. La industria alimentaria ha creado un ambiente alimentario tóxico que favorece el consumo de alimentos poco saludables, y la publicidad es una de las herramientas más poderosas que utilizan para lograrlo. En este libro, se analiza cómo la publicidad de alimentos nos afecta, y se revelan las trampas que nos hacen elegir alimentos poco saludables sin siquiera darnos cuenta.

Este libro no es solo para aquellos que luchan contra la obesidad o las enfermedades relacionadas con la dieta, sino para cualquier persona que esté interesada en conocer la verdad detrás de los alimentos procesados. A través de un análisis detallado de las estrategias de marketing engañosas utilizadas por la industria alimentaria, se proporciona información esencial para tomar decisiones informadas sobre lo que comemos.

Además de analizar los peligros de los alimentos procesados, este libro también proporciona consejos y estrategias prácticas para evitar las trampas del marketing de alimentos en el supermercado y en los restaurantes. Con información y herramientas para toda la familia, este libro ofrece una guía valiosa para tomar el control de nuestra salud y bienestar.

Esperamos que este libro sea una herramienta útil para aquellos que buscan comprender la verdad detrás de los alimentos que comemos, y para aquellos que buscan cambios positivos en sus vidas y en las de sus seres queridos.

Para tus niños

agradecimientos

Estimados lectores,

Me complace presentar este libro sobre las trampas del marketing de alimentos, y, antes que nada, me gustaría expresar mi sincero agradecimiento a aquellos que han hecho posible este proyecto.

En primer lugar, por su inestimable contribución a este libro. Su experiencia y conocimientos sobre nutrición, marketing y salud han sido fundamentales para desarrollar el contenido de este libro. Gracias por compartir su pasión y dedicación en la creación de este trabajo.

También quiero agradecer a mi equipo de edición y producción, quienes han trabajado arduamente para asegurar que este libro esté a la altura de los estándares más altos de calidad.

Dietas

Agradezco especialmente a [nombres de los miembros del equipo] por su excelente trabajo y por hacer de este libro una realidad.

Agradezco a todos aquellos que han contribuido a este proyecto de una forma u otra, y espero que este libro sea una herramienta útil para todos aquellos que buscan comprender mejor la verdad detrás del marketing de alimentos y tomar decisiones informadas sobre su alimentación.

Para tus niños

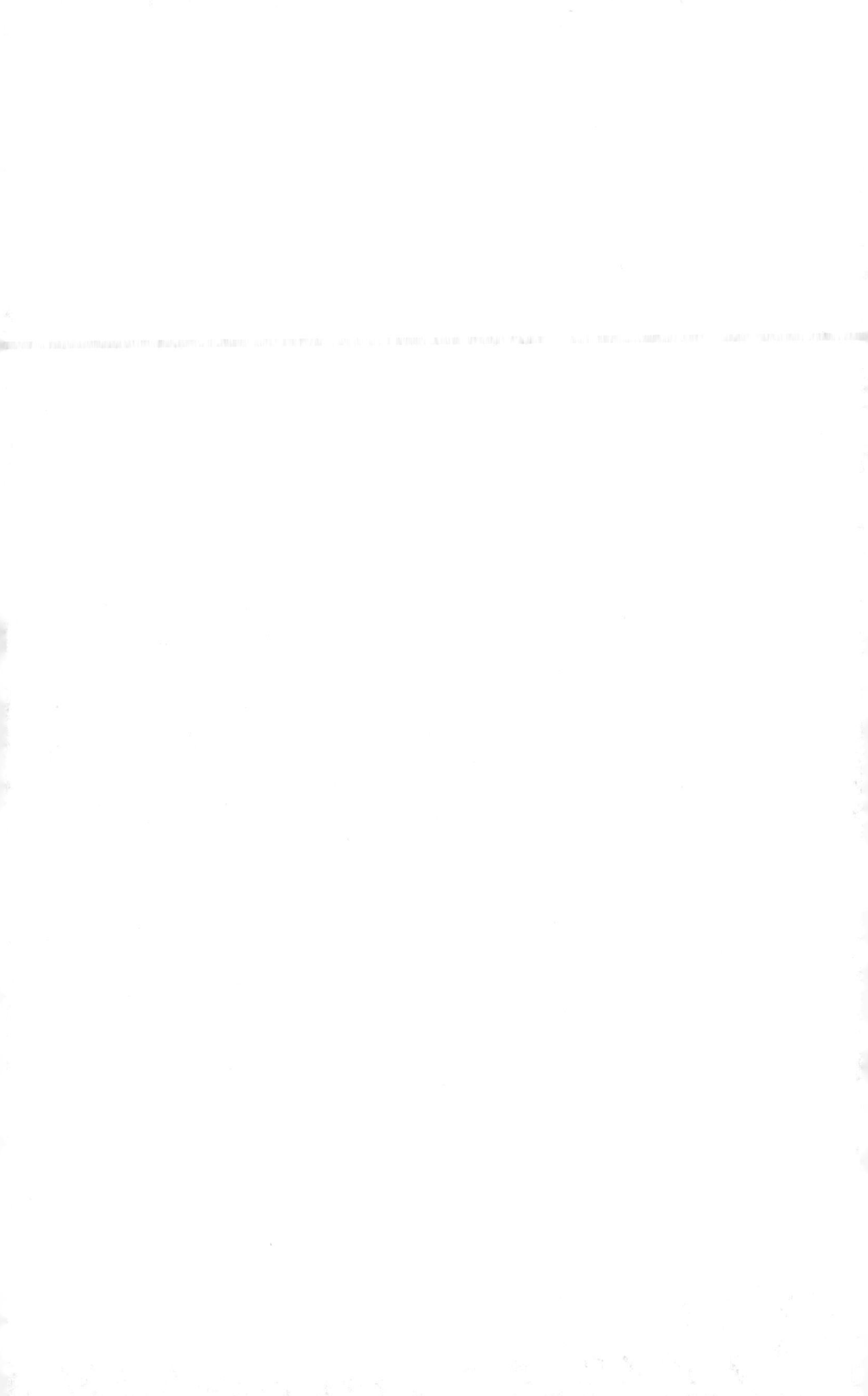